PAPAYA

Das Enzymwunder
der Natur

Mit diesen Enzymen
fit und gesund

Hauptstr. 16
78609 Tuningen
Tel. 07464-98740

Text, Layout:
G. A. Ulmer

ISBN 3-932346-31-9

Alle Angaben in diesem Buch wurden nach bestem Wissen erstellt. Die Angaben erfolgen ohne Verpflichtung oder Garantie des Autors. Er übernimmt keine Verantwortung und Haftung für etwa vorhandene Unklarheiten und inhaltliche Unrichtigkeiten. Die Forschung ist auf diesem Gebiet noch im Fluss. Die gegebenen Hinweise und Empfehlungen zur Selbsthilfe können bei schweren Erkrankungen den Arzt oder Heilpraktiker nicht ersetzen. Es empfiehlt sich deshalb immer, eine zusätzliche medizinische Diagnose vom Behandler einzuholen und sich von diesem therapeutisch begleiten zu lassen.

G. A. Ulmer

PAPAYA

Das Enzymwunder der Natur

Mit diesen Enzymen fit und gesund

Günter Albert Ulmer Verlag - 78609 Tuningen

Inhaltsverzeichnis

Einleitung

Als der portugiesische Seefahrer Vasco da Gama im 16. Jahrhundert die Papaya-Frucht kennenlernte, war er so fasziniert, dass er sie als „**Frucht vom Baum des Lebens**“ beschrieb. Auch Kolumbus begegnete dieser Frucht bald nach der Entdeckung Amerikas. Er war sehr davon beeindruckt, dass die Eingeborenen der Karibik ihre Mahlzeiten mit einer Papaya abschlossen, um Verdauungsproblemen vorzubeugen. Seine Begleiter nannten sie deshalb „**Frucht der Engel**“.

Ursprünglich aus Mittelamerika und Mexico stammend, hat sich die Papaya, botanisch Carica papaya genannt, die zu den Melonenbaumgewächsen zählt, in allen feuchten Tropengebieten der Erde ausgebreitet. In vielen Ländern wird sie in Plantagen und Gärten gezogen. Sicher wurden die Papayas wie viele andere Früchte und Gemüse erstmals durch die spanischen und portugiesischen Seefahrer nach Europa gebracht.

Die melonenartigen Früchte hängen in einem Kranz dicht unter der Baumkrone. Sie können bis zu 7 Kilogramm schwer werden. Ihr Geschmack erinnert an eine Mischung aus Aprikosen, Melonen und Himbeeren. Ihre feuchte Süße ist kalorienarm. In 100 Gramm Papayafrucht sind nur 13 Kilokalorien enthalten. Im Innern der Frucht befindet sich ein Hohlraum mit unzähligen schwarzen Kernen.

Medizinisches Aufsehen erregte der Melonenbaum im Westen erst in den 80er Jahren. Was die Indianer schon Jahrhunderte vorher wussten, wurde jetzt auch bei uns bekannt. Selbst Wissenschaftler haben nunmehr weltweit verblüffende Erfahrungen mit der „**Gesundheitsmelone**“ gemacht.

Die Papaya setzt mit ihren Vitalstoffen, Vitaminen und insbesondere mit ihrem Reichtum an Sekundären Pflanzenstoffen direkt an den Ursachen der Beschwerden an und aktiviert die körpereigenen Heilungskräfte. In der Papaya erfahren wir auf eine eindrucksvolle Weise, **dass ein Nahrungsmittel auch ein ausgezeichnetes Heilmittel sein kann.**

Überall nehmen heute die chronischen Krankheiten dramatisch zu. Teilweise entstehen neue Krankheiten, die man früher nicht kannte: z.B. Autoimmunkrankheiten, Müdigkeitssyndrom, Pilzerkrankungen uvm.

Die Zivilisationskost mit überwiegend denaturierten Kohlenhydraten (weißes Mehl und weißer Zucker) führt zur Leerung unserer Mineralstoffdepots im Körper. **Heute gibt es kaum einen Menschen, dessen Darmflora noch gesund ist.** Meist ist ein krankhafter Pilzbefall festzustellen, nicht nur im Darm, sondern auch in inneren Organen wie Leber und Milz. Bei 1500 analysierten Stuhluntersuchungen **fand man bei 97,5 Prozent der Patienten Überwucherungen mit Pilzen, Fremdbakterien und Krankheitserregern.**

Gerade die Papaya ist in der Lage, basenbildend zu reagieren, den Darm zu reinigen, eine gesunde Darmflora zu unterstützen, den Stoffwechsel anzukurbeln und die Körperzelle zu verjüngen. Die Papayafrucht kann als ausgezeichnete Verdauungshilfe dienen. Die Indianer Süd- und Mittelamerikas nannten sie deshalb: „**Medizin für einen traurigen Magen**".

Die Papayafrucht als sehr mineral- und vitaminhaltiges Lebensmittel wirkt insbesondere im Stoffwechselbereich regulierend und ausgleichend. Ihr enormer Gehalt an Vitamin C, als Gesundheitsregulator, greift in den Energiestoffwechsel ein, ist wichtig für unser Immun- und Hormonsystem und ist auch für die Stabilität der Blutgefäße und des Bindegewebes mitverantwortlich.

Sehr wichtig für uns sind auch die pflanzlichen Enzyme, ohne die es keine Atmung, keine Verdauung, kein Wachstum, keine Blutgerinnung, keine Sinneswahrnehmung und keine Fortpflanzung gäbe. Einige Enzyme werden im Körper produziert, doch **die biologisch aktivsten Enzyme sind pflanzlichen Ursprungs.**

In den letzten Jahren wurden die sogenannten Sekundären Pflanzenstoffe eingehender erforscht. Sie geben u.a. dem Obst und Gemüse die Farbe, den Duft und das Aroma. Viele solcher Stoffe wurden von den Pflanzen als Schutzstoffe entwickelt, als Wirkstoffe zum Schutz vor Fraßfeinden, vor Pilzen und Bakterien. **So können sie im Körper auch heilkräftig wirken und sind ausgezeichnete Antioxidantien.**

Carica papaya

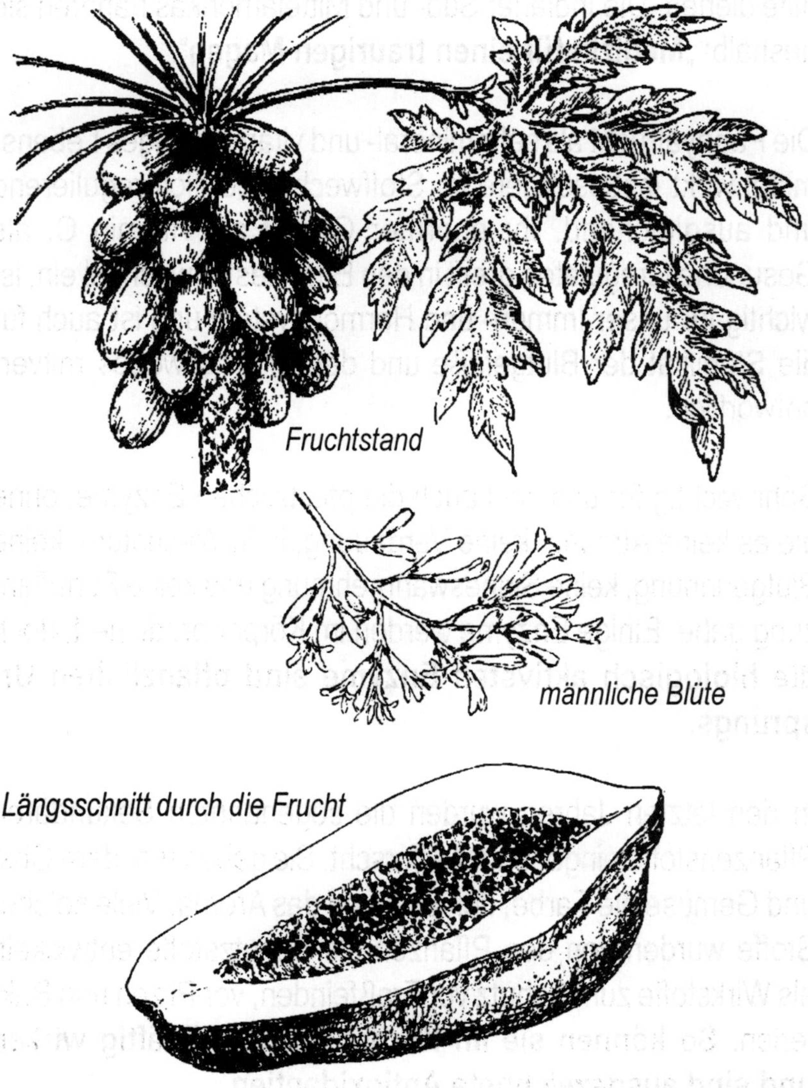

Quelle: M. Pahlow: Das große Buch der Heilpflanzen, Gräfe und Unzer, München

Der goldene Baum des Lebens

Wie bereits erwähnt, nannte Vasco da Gama die Papaya eine Frucht vom Baum des Lebens. Heute finden wir Papayas in etwa 50 verschiedenen Sorten in allen subtropischen und tropischen Gegenden der Erde. Ceylon, Ostafrika, Pakistan, Indien, Thailand, Indonesien, Australien, Brasilien, Kolumbien und Jamaika verfügen über ausgedehnte Kulturen. Selbst im Mittelmeerraum und auf den Kanarischen Inseln werden Papayabäume angepflanzt.

Der Papayabaum mit seinem holzigen, aber hohlen Stamm erreicht eine Höhe von 4 bis 8 Metern. Er wächst kerzengerade wie eine Palme und wird von einem Schopf gestielter, rhizinusartigen, fünf- bis neunteiligen Blättern gekrönt. Im unteren Teil fallen die Blätter häufig ab, so dass nur an der Spitze ein langstieliger Blätterkranz bleibt. (Der Baum ist botanisch gesehen allerdings eine Staude.)

Die weiblichen Blüten sind größer als die männlichen und besitzen eine kelchförmige, fünfblättrige Blütenkrone, ohne Staubgefäße. Die männlichen Blüten stehen an verzweigten Rispen, sind trichterförmig und tragen zehn Staubgefäße. Die Bestäubung der süß duftenden Blüten geschieht durch den Wind oder durch Kolibris.

Der Baum wächst rasant und schon nach 3 Jahren ist der Stamm etwa 30 Zentimeter dick. Papayabäume haben eine Lebensdauer von etwa 10 Jahren. Meistens nimmt nach dem zweiten Jahr des Früchtetragens die Fruchtproduktion schon ab, so dass im kommerziellen Anbau der Baum schon im dritten Jahr durch einen neuen ersetzt wird.

Die melonenartigen Früchte, die in den Herkunftsländern zu den teuersten Früchten zählen, werden sehr groß, bis zu 70 Zentimeter lang und bis zu 7 Kilogramm schwer. In reifem Zustand sind sie gelb gefärbt. Die Fruchtgröße variiert zwischen klein und rund über birnenförmig bis groß länglich oval.

Die Früchte schmecken süß und haben keine Fruchtsäure. In der Mitte des Fruchtfleisches befinden sich viele pfeffergroße, schwarz glänzende Kerne, die nach Kresse riechen und aufgrund des in ihnen enthaltenen Senföls scharf schmecken. Die Früchte sind heute ganzjährig erhältlich, da sie aus den Tropen importiert werden. Reife Früchte geben auf Fingerdruck leicht nach. Sie können auch ein paar Tage im Kühlschrank gelagert werden.

Werden die Papayas zu früh gepflückt, bleiben sie grün und können dann als Gemüse gekocht werden, was in den tropischen Ländern üblich ist.

Der Mediziner A. Vogel berichtet über seine Erfahrungen mit den Papayas:
„Ich hatte mir dort angewöhnt, nach jeder Mahlzeit nach einer Papayapflanze Umschau zu halten, damit ich mir ein Blatt davon sichern konnte, denn wohlweislich diente mir das als Vorbeugungs- und Verdauungsmittel. Schon die Größe eines

Fünffrankenstückes davon genügte jeweils. Die stark heilwirkenden Stoffe, vor allem das sogenannte Papain, hat zwei ganz spezifische Wirkungen.

Erstens einmal tötet, besser gesagt, **verdaut es alle Darmparasiten**. Wer daher nach jeder Mahlzeit ein Stück von einem Papayablatt isst oder einen Teelöffel voll der schwarzen Kerne kaut und schluckt, auch wenn sie nicht gut munden, **wird von den Parasiten, also von der lästigen Wurmplage befreit.** Wer diese Vorsichtsmaßnahme regelmäßig durchführt, ist auch gegen Infektionen gefeit. Noch weitere Vorzüge weist die Papaya auf, **denn sie wirkt günstig auf die Bauchspeicheldrüse ein** und hilft, das Eiweiß zu verdauen. Wer nach reichlicher Eiweißnahrung Papaya genießt, fühlt sich rasch erleichtert, da das schlappmachende Völlegefühl schon nach einigen Minuten verschwindet."

Früher waren die Papayas sehr selten, heute sind sie überall preiswert erhältlich. Für den europäischen Markt werden hauptsächlich Früchte aus Brasilien, Costa Rica, Kenia und Thailand importiert.

Papaya scheint fast ein Allheilmittel zu sein und das Wunderbare ist, dass die Papaya und die mit dem Papaya-Enzym Papain angereicherten Präparate **keinerlei Nebenwirkungen haben**, vorbeugend wirken und sogar ursächlich und nicht symptomatisch heilen. So wird in vielen Ländern gesagt: „A papaya a day, keeps the doctor away". (Eine Papaya am Tag hält den Doktor fern.)

Nähr- und Vitalstoffe in der Papaya

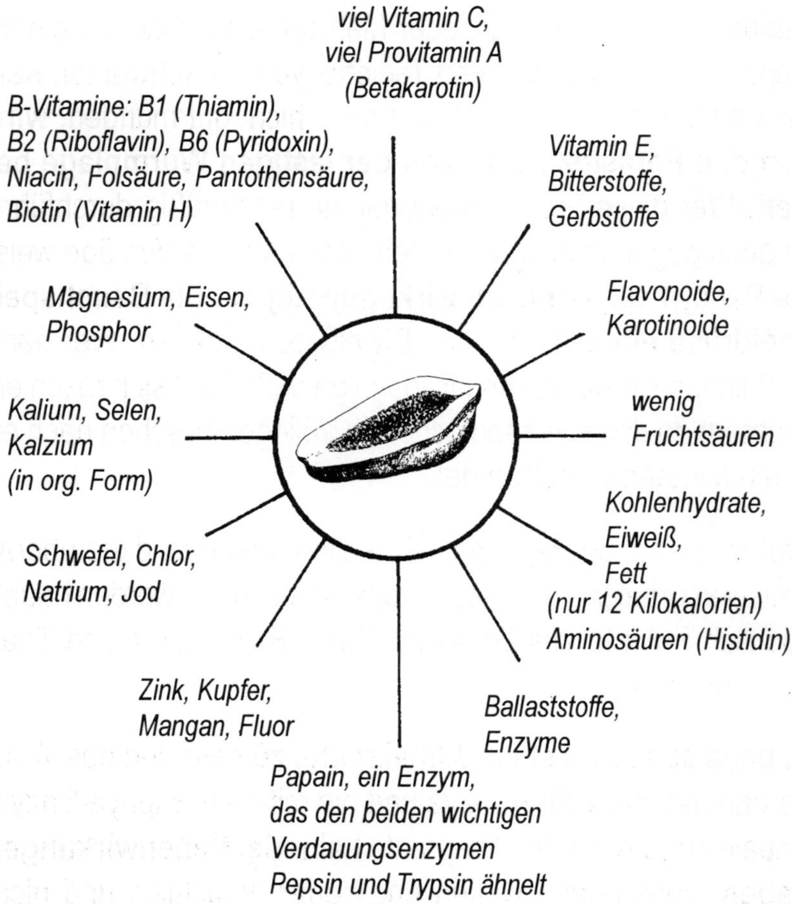

Die Mineral- und Vitaminbombe Papaya

Von den Kubanern wurde die Papaya „Fruta di Bomba“ getauft. Sie sieht als Frucht nicht nur wie eine Bombe aus, sie ist in der Tat auch eine echte Vitamin- und Mineralstoff-Bombe.

Die Papayas enthalten sehr viel Vitamin C und zugleich auch viele Flavonoide, die die Vitaminwirkung noch verstärken. Gerade das Vitamin C greift tief in die Zentralstellen des Energiestoffwechsels ein. So spielt Vitamin C eine besonders wichtige Rolle als Regulator, Aktivator, Promotor und Moderator.

Vitamin C ist auch wichtig für die Zellatmung. Der bekannte holländische Arzt Dr. Moermann ist nach jahrelangen Versuchen in seiner Praxis zu der festen Überzeugung gekommen, dass besonders 8 Stoffe für die Zellatmung und den interzellularen Prozess unentbehrlich sind: Vitamin A, Vitamin B-Komplex, Vitamin C, Vitamin E, Zitronensäure, Eisen, Jod und Schwefel. Eisen ist sehr wichtig für den Sauerstofftransport. Jod und Schwefel arbeiten eng zusammen. Wir haben einen Jod-Schwefel-Stoffwechsel innerhalb der Zelle. **Alle diese Stoffe finden sich in der Papaya.**

Die bei der Zellatmung gewonnene Lebenskraft, die ja ununterbrochen funktionieren und in allen Zellen geordnet vor sich gehen muss, wird als Chemismus (ATP) in die Mitochondrien eingebaut. Die Mitochondrien sind die Energiespeicher der Zelle, ähnlich wie eine Autobatterie. Eine Zelle kann bis zu 5000 Mitochondrien enthalten, die Vitamin-C haltig sind.

In den Mitochondrien, den Atmungsorganen bzw. Kraftwerken der Zellen, ist ein Jod- und Schwefelgehalt von je 15 Prozent enthalten (nach Dr. Moerman). Wenn also ein Jod- und Schwefelmangel in der Nahrung eintritt, kann dies zur Arbeitsunfähigkeit der Mitochondrien führen. Die Zellatmung wird vermindert und, um den Zellhaushalt zu retten, wird notgedrungen auf Gärung umgeschaltet. Der Körper mobilisiert Milchsäure als Wachstumsstoff. Er sucht durch diese Gärung, die wesentlich geringer ist als die durch Sauerstoffauswertung, neue Energien zu gewinnen. Bei diesem Prozess kann die Milchsäure umschlagen und **aus Wachstumsstoff wird Wuchsstoff. Sie baut zwar neue Zellen auf, aber es kommt zu einer chronischen Störung der Zellatmung, was zu Krebs führen kann.** Nach Dr. Warburg ist Krebs eine Sauerstoff-Mangelkrankheit. In Krebszellen zerfallen die Mitochondrien, so dass dort mit der Zeit tatsächlich Energiemangel entsteht.

Die Papayas enthalten auch verhältnismäßig viel Provitamin A und Flavonoide, die als Antioxidantien heute **eine ganz wichtige Schutzfunktion für die Zellen haben.**

Flavonoide kommen in höheren Pflanzen als farblose oder gelb gefärbte chemische Verbindungen (Farbstoffe) vor. **Es sind pflanzliche Vitaminbegleitstoffe, die Vitamine in ihrer Wirkung verstärken können.** Obwohl ein Extrakt von Flavonoiden nur Spuren an Vitaminen enthält, kann er eine zwanzigfache Wirkung von Vitamin C und eine fünfzigfache Wirkung von Vitamin E bewirken (nach Dr. John Finnegan, Malibu).

Flavonoide sind direkt an der Synthese des Bindegewebes beteiligt. Sie verhindern die Oxidation der Ascorbinsäure (Vitamin C). Wird nämlich Ascorbinsäure oxidiert, kann es zum Aufbau des Kollagens (Bindegewebes) nicht mehr beisteuern.

Durch Prof. Masquelier (Universität Bordeaux) wurde festgestellt, dass Flavonoide innerhalb von 20 Minuten vom Organismus aufgenommen wurden, der Schutzeffekt bis zu 72 Stunden anhielt und **sogar die Hirn-Blutschranke passieren konnte. Als Gehirnzellenschutz tragen Flavonoide zur Erhaltung der Gedächtnisfunktionen bei und verhindern vorzeitiges Altern.** Die verbesserte Blutzirkulation und Zellversorgung des Gehirns fördern außerordentlich die geistige Wachheit und Beweglichkeit. Außerdem haben Flavonoide einmalige antibiotische und antioxidative Eigenschaften.

Generell gilt für Flavonoide, dass sie Gefäße schützen, sie „geschmeidiger“ und flexibler machen.

Theoretisch sind rund zwei Millionen verschiedener Zusammensetzungen von Flavonoiden denkbar. Bisher hat die Wissenschaft erst etwa 500 exakt nachweisen können.

Flavonoide haben auch direkt eine Einwirkung auf die Thymusdrüse - den Organisator und Regulator des Immunsystems - und veranlassen sie zu stärkerer Aktivität. **Diese Ankurbelung der Thymusdrüse kann in vielen Fällen sehr wichtig sein.** Ist die Thymusdrüse geschwächt, dann ist auch die Widerstandskraft des Körpers geschwächt.

Fast der gesamte Vitamin B-Komplex ist in der Papaya enthalten. Es ist sehr wichtig, dass der Körper täglich Vitamine der B-Gruppe bekommt. Dabei steht fest, dass die B-Vitamine ihre Wirkung zum Teil gleichzeitig miteinander ausüben und der Körper seine Arbeit am besten verrichten kann, wenn alle B-Vitamine zur Verfügung stehen.

Das **Vitamin B1** (Thiamin, Aneurin) spielt beim Zuckerabbau in den Zellen des Körpers die wichtigste Rolle. Es ist auch an der Konstanthaltung der Muskelspannung im Verdauungstrakt und an der Bildung von Magensäure beteiligt. Fehlt B1, kommt es zu Störungen im Kohlenhydratstoffwechsel, zu Herzstörungen und zu einer verminderten Widerstandskraft bei Infektionen.

Das **Vitamin B2** (Riboflavin, Lactoflavin) ist Bestandteil vieler Enzyme und hat darum für den gesamten Stoffwechsel große Bedeutung. Ohne Vitamin B2 leidet die Verwertung der Eiweißstoffe, der Stärkeprodukte und der Fettsäuren. Vitamin B2 ist auch für das normale Wachstum verantwortlich **und besonders für Kinder wichtig.**

Das **Vitamin B3** (Niacin, Nicotinsäureamid) kann vom Körper bei einer ausgewogenen Ernährung selbst hergestellt werden. Es kann Cholesterin und andere Fettsubstanzen auflösen und ist deshalb eine große Hilfe zur Vermeidung von Herzinfarkt. Es hat eine gefäßerweiternde Wirkung und einen großen Anteil an der Regelung des Kohlenhydratstoffwechsels.

Das **Vitamin B6** (Pyridoxin, Adermin) ist wichtig zur Verarbeitung ungesättigter Fettsäuren und vieler Aminosäuren. Es spielt auch eine große Rolle im Abbau von Homocystein. **Nur mit Hilfe von B6 gibt es einen normalen Cholesterinspiegel.** Auch bei Entgiftungsreaktionen im Körper ist B6 wichtig.

Die **Folsäure** ist auch ein Vitamin der B-Gruppe und **zugleich eines der wichtigsten Enzyme.** Es spielt beim Stoffwechsel eine entscheidende Rolle, hilft bei der Herstellung der roten Blutkörperchen, wird zur Bildung der DNS gebraucht, ist notwendig zur Zellneubildung, insbesondere für Nerven- und Blutzellen. Folsäure wird auch zum Aufbau der weißen Blutkörperchen benötigt. Mangel an Folsäure kann zu Blutarmut, zu Blutbildveränderungen und zu Störungen des Nervensystems führen.

Folsäure kann für etwa 6 Monate größtenteils in der Leber gespeichert werden. **Nicht einen einzigen Bruchteil einer Sekunde können Zellen und Gewebe wegen der so großen Zellerneuerungs- und Proteinsynthese-Kapazität ohne Folsäure auskommen. Die Proteinbiosynthese läuft in allen Geweben ständig ab.**

Folsäure und **Biotin** (auch ein Vitamin der B-Gruppe) sind die Voraussetzung, dass **Pantothensäure** (ebenso ein Vitamin der B-Gruppe) funktionsfähig wird. Dieses Vitamin ist unabdingbar für die ungestörte Tätigkeit der Nebennieren, die mit ihren Hormonen besonders in Stresslagen von zentraler Bedeutung sind. Die B-Vitamine halten auch die Thymusdrüse in Schwung und sorgen indirekt für die Stärkung des Immunsystems und für eine starke Streitmacht an Antikörpern.

Enzyme

Wichtigste Gruppe der Vitalstoffe, es gibt etwa 5000 verschiedene Enzyme.

Zusammensetzung der Enzyme
(Das Enzym setzt sich aus 2 Teilen zusammen)

Apo-Enzym besteht aus Eiweiß	+	Co-Enzym hat Vitamine und Spuren- elemente als Bestandteil

Beide Teile sind für sich allein nicht wirksam, erst als Gesamtenzym.

Es gibt Enzyme, die vom Körper selbst hergestellt werden und jene, die mit der Nahrung aufgenommen werden müssen.

Ohne Enzyme könnten wir nicht atmen oder die notwendige Energie aus der Nahrung gewinnen.

Da Enzyme Proteine sind, werden sie durch Hitze rasch beschädigt. Dann gehen sie vom nativen in den denaturierten Zustand über (bei 43 Grad erlischt das menschliche Leben).
Enzyme sind auch empfindlich gegenüber Schwankungen des pH-Wertes.

Funktion eines Enzyms

Die beiden Moleküle, die reagieren werden, treffen im aktiven Zentrum zusammen.

Moleküle (Substrat)

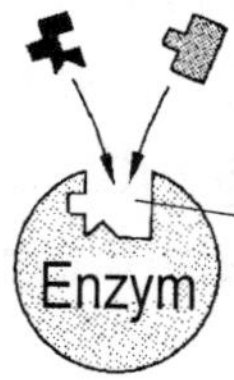

aktives Zentrum

Die Verbindung wird in kurzer Zeit verwirklicht.

Verschweißungs-Reaktion

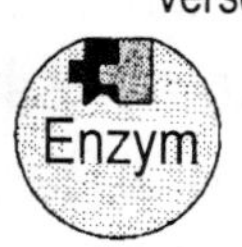

neues Molekül (Produkt)

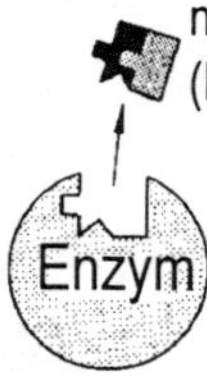

Das neue Molekül verlässt das aktive Zentrum.
Das freigewordene Enzym ist bereit, von neuem zu reagieren. Dieselbe Reaktion kann auch umgekehrt ablaufen.

Die eiweißspaltenden Enzyme der Papaya

Die Papaya enthält zahlreiche wertvolle Enzyme, das Wichtigste darunter ist das Papain. Bei den Enzymen handelt es sich um kompliziert aufgebaute Eiweißkörper, die in der Regel durch ihre Anwesenheit auch in sehr kleinen Mengen chemische Reaktionen herbeiführen, beeinflussen oder die Geschwindigkeit einer Reaktion verändern, ohne dabei selbst verändert zu werden. Als Katalysatoren bewirken sie chemische Vorgänge, die sonst gar nicht oder nur unter anderen Umständen ablaufen, wie z.B. unter höheren Temperaturen. Das Leben konnte nur mit Hilfe von Enzymen entstehen und sich auch nur so weiterentwickeln. In allen Körperzellen gibt es deshalb unzählige Enzyme, die in der richtigen Quantität und Qualität vorhanden sein müssen, **denn ohne diese Enzyme kann kein lebenswichtiger Vorgang im Körper ablaufen.**

Enzyme sind unvorstellbar winzig. In einem einzigen Blutstropfen können sie zu Millionen vorkommen. Die Enzyme besorgen alle Stoffumsetzungen und Umwandlungen, angefangen im Mund beim Kauen, im Magen, im Darm, in der Leber, in der Galle, in der Milz, in den Nieren, im Blut, in den Muskeln, in den Nerven, im Gehirn, in den Drüsen usw. Enzyme ermöglichen auch die Übermittlung von Nervenimpulsen.

Enzyme sind das Merkwürdigste, Geheimnisvollste und Interessanteste im physiologischen Bereich alles Belebten. **In ihrer Bedeutung für das Leben sind sie noch wichtiger als die Vitamine,** obwohl sie bei weitem nicht so bekannt werden konnten, weil ihre Funktion und Wirkungsweise viel komplexer ist. **Bei den Enzymen handelt es sich um die wichtigste Gruppe der Vitalstoffe.**

Das Wort Enzyme kommt aus dem Griechischen und bedeutet *en* und *zymo = in Gärung setzen (Hefe, Sauerteig).* Enzyme sind komplexe Eiweißkörper. **Unser Organismus ist in der Lage, diese lebenswichtigen Wirkstoffe aus den Aminosäuren (Bausteine der Eiweiße), die bei der Verdauung aus dem Nahrungseiweiß entstehen, je nach Bedarf selber herzustellen.** Dazu werden die Aminosäuren zu langen Eiweißketten (Polypeptide) zusammengefügt. Die meisten Enzyme bestehen aber nicht nur allein aus Aminosäuren, sondern werden erst durch die Verbindung mit Co-Enzymen wirksam.

Die Enzyme sind also in der Regel aus zwei Hauptbestandteilen zusammengesetzt: Aus dem *Apo-Enzym* und dem *Co-Enzym*. Vielleicht könnte man es zum besseren Verständnis mit einem Ei vergleichen, das aus dem Eigelb und dem Eidotter besteht. Jedes für sich hat eine andere Aufgabe und doch können nur beide zusammen ein neues Huhn hervorbringen. **Co-Enzyme benötigen für ihre Tätigkeit überwiegend B-Vitamine.** Meistens gruppieren sich die Moleküle um einen Metallkern. Dies ist der Grund, warum unsere Nahrung Spurenelemente aller Art enthalten muss, **denn ohne Metallkern können die Enzyme gar nicht aufgebaut werden; dann kann die Nahrung nicht vollständig umgesetzt und der Sauerstoff nicht vollständig in Lebensenergie umgewandelt werden.** Unter den Metallen sind als Co-Enzym z.B. Eisen, Mangan, Magnesium, Molybdän, Kupfer, Zink usw. bekannt.

Einige Enzyme werden im Körper produziert, **doch die biologisch aktivsten Enzyme sind pflanzlichen Ursprungs.**

Die 6 wichtigsten, aus Papaya-Latex isolierten Enzyme sind Papain, Chymopapain A und B, Lysocym, Callose, Lipase und Glutamin-Cyclotransferase.

Papain ist ein aus 212 Aminosäuren aufgebaues, kohlenhydratfreies Einkettenprotein mit 3 Disulfidbrücken sowie einer freien Sulfhydrid-Gruppe im aktiven Zentrum des Enzyms. Es ist ein eiweißspaltendes Enzym, **eine Art von Pepsin, nur eben pflanzlichen Ursprungs.** Papain löst etwa das 200-fache seines eigenen Gewichtes von hart gekochtem Eiweiß in alkalischer Lösung binnen 5 Stunden auf (Mercks Index).

Eiweißspaltende Enzyme finden wir auch in der Kiwi (Actinidin) und in der Ananas (Bromelain), doch das wirksamste ist in der Papaya (Papain). **Eine ungenügende biochemische Verarbeitung von Eiweißen hinterlässt schädliche Abbauprodukte im Darm.** Im Dickdarm kann es von fäulniserregenden Bakterien wimmeln, die ihre Nahrung aus den Resten von Eiweißstoffen nehmen.

Unverdaute Eiweißrückstände können sich dick und verhärtend an die inneren Darmwände ansetzen. Unverdaute Eiweißrückstände können letztendlich sogar die notwendige Bewegung der Darmmuskulatur (Peristaltik) hemmen. Vor diesem Hintergrund wird die Bedeutung des Papains deutlich. **Papain hilft, eiweißhaltige Nahrung gründlich zu verdauen** und vernichtet Zelltrümmer. Papain kann, im Gegensatz zu anderen Enzymen, sowohl in saurem als auch in alkalischem

Milieu wirksam werden. Papain ist nach Dr. John H. Kellog das einzig bekannte Fruchtderivat, das totes Zellgewebe angreift und vernichtet. **Papaya entsäuert durch seine extrem starke Basenwirkung den Organismus,** sie ist eine ausgezeichnete Basenquelle. Dies ist heute bei der Übersäuerung des Blutes ein ganz wichtiger Faktor. Papaya baut Ablagerungen von Schlacken im Verdauungstrakt und Gewebe auf natürliche Weise ab und kann den Darm von Fäulnisbakterien befreien. Dass die Befreiung des Dickdarms von verhärteten Abfallstoffen auch Leber und Nieren entlastet und damit indirekt dem Herzen eine Erleichterung verschafft, ist offensichtlich. Eine gesunde Darmflora ist auch Voraussetzung für die lebensnotwendige Aufnahme von Vitamin B 12. Das Papaya-Enzym wirkt nachweislich antibakteriell.

Das Papain ermöglicht dem Körper, das Arginin herzustellen, eine der essentiellen Aminosäuren, aus verschiedenen Stoffen im Magen und Darm. Arginin ist wesentlich beteiligt am Harnstoff-Zyklus und nimmt da eine Schlüsselstellung ein. Außerdem spielt Arginin eine entscheidende Rolle bei der Produktion von Stickoxid, einem wichtigen regulativen Stoff in Blutgefäßen und im Gehirn. Die Aminosäure aktiviert auch das Wachstumshormon HGH, das von der Hirnanhangdrüse hergestellt wird und für die Zellerneuerung und Regeneration von Leber, Muskeln, Haut und Knochenknorpeln wichtig ist.

Papaya fördert auch den Abbau überflüssiger Pfunde. Durch das Enzym Papain wird der Körper ebenfalls darin unterstützt, Entzündungen auszuheilen. **Papain macht das Blut**

dünnflüssiger, baut Giftstoffe im Entzündungsherd ab und verhindert die Bildung krankhafter Immunokomplexe, die zu neuen Entzündungen führen und die körpereigene Abwehr hemmen.

Papaya-Enzyme steigern die Aktivität der Makrophagen, großer Fresszellen und natürlichen Killerzellen. Außerdem sollen **Papaya-Enzyme in der Lage sein, Krebszellen zu demaskieren,** sie von ihrer Fibrinhülle zu befreien.Tumorzellen können sich mit einer Hülle aus Eiweiß tarnen. Durch die eiweißspaltenden Enzyme der Papaya kann die Hülle aufgelöst werden. Dann kann die körpereigene Abwehr wieder die Tumorzelle erkennen und.angreifen. Die Papaya-Enzyme aktivieren auch den Tumor-Nekrose-Faktor (TNF), ein krebszerstörendes Molekül des Abwehrsystems. Außerdem mindert Papain die Haftfähigkeit von abgelösten Tumorzellen und **macht das Blut dünnflüssiger.**

Junge Menschen besitzen noch relativ größere Mengen an Enzymen, ältere Menschen sind darin ärmer und benötigen gerade deshalb enzymreiche Nahrung, denn alle Prozesse im Körper laufen dann langsamer ab. Die Papayaenzyme können den Mangel ausgleichen und die körpereigene Enzymproduktion der Bauchspeicheldrüse entlasten. Gewisse Alterungsprozesse sollen ihre Hauptursache in abnehmender Enzymproduktion haben.

Papaya wirkt auf der ganzen körperlichen Ebene gesundheitsfördernd. Deshalb nannten die südamerikanischen Indios die Papayapflanze auch „Baum der Gesundheit."

Wieviel Säure verträgt der Mensch

Nach Meinung von Naturheilärzten spielen bei der Entstehung von chronischen Krankheiten **Störungen im Säure-Basen-Haushalt des Körpers eine zentrale Rolle**. Deshalb ist es angebracht, auf diese so ernstzunehmenden Zusammenhänge ausführlich einzugehen.

Hippokrates, der als Vater der Medizin betrachtet wird, war überzeugt, dass von allen Zusammenhängen unserer Körpersäfte **sich die Säure zweifellos am schädlichsten auswirke**. Auch Paracelsus warnte vor einer Übersäuerung als Folge einer säurebildenden Ernährung. Und Are Waerland hat in seinem Buch: **„Übersäuerung als Grundursache der Krankheiten"** gezeigt, dass ein übersäuerter Organismus ein Herd vieler Leiden darstellt.

Unser Körper braucht in einer wohl ausgewogenen Zusammenstellung sowohl Säuren (Aminosäuren, Fettsäuren, Magensäure usw.) als auch Basen (Kalk, Magnesium, Natriumverbindungen). Die Basen sind die Gegenspieler der Säuren und für deren Neutralisation sowie für den Abtransport der Abfallstoffe notwendig.

Eiweißstoffe werden im sauren Milieu abgebaut, dagegen werden Kohlenhydrate (Zucker, Stärke) im basischen Milieu verstoffwechselt. Magensäure (Salzsäure) muss das Eiweiß der Nahrung zum Quellen bringen, **erst dann können die Verdauungsfermente des Magens ihre Arbeit verrichten.** Doch die zweite Aufgabe der Magensäure ist, eingedrungene

Bakterien abzutöten. Diese Fähigkeit erklärt sich darin, dass Säuren auf Eiweiß einwirken, und die Außenhüllen der Bakterien bestehen letztendlich aus Eiweiß. Auf diese Weise wird das Gefüge der Kleinstlebewesen so verändert, dass die normale Vermehrung der Bakterien unterbleibt bzw. sie vernichtet werden.

Alle Säuren haben etwas gemeinsam. Sie geben in wässriger Lösung ein winziges Wasserstoffteilchen ab. Dieses wandert in der Lösung hin und her und ist Träger einer kleinen elektronischen Kraftmenge. Diese kleinen elektrisch geladenen Teilchen, sogenannte Ionen, in diesem Fall Wasserstoff-Ionen, rufen den sauren Geschmack hevor, röten z.B. das Blau der Heidelbeeren oder des Rotkohls und verfärben auch sogenanntes Lackmuspapier.

Säuren, die viele Wasserstoff-Ionen abgeben, sind starke Säuren, die wenig Wasserstoff-Ionen abgeben, sind schwache Säuren. Die Stärke einer Säure wird gemessen am sogenannten pH-Wert (pondus hydrogenii). Die pH-Wert Skala geht von pH 1 bis pH 14. Von pH 1 bis pH 7 spricht man von saurer Lösung (pH 7 ist neutral), von pH 7 bis pH 14 von basischer Lösung.

Das Lebensgeschehen kann sich jedoch nur in einem sehr engen Rahmen abspielen. Auch die Funktionsfähigkeit der Enzyme hängt vom pH-Wert ab. Diesen Status sucht der Körper mit sehr vielfältigen Mitteln aufrecht zu erhalten. Nur beim Magensaft und im Harn kann es zu Schwankungen kommen.

Nun produziert aber der Körper täglich größere Mengen der verschiedensten Säuren, **die entweder ausgeschieden, oder auf biochemischem Wege neutralisiert werden.**

Säuren können nur bedingt ausgeschieden werden, da auch die Ausscheidungsorgane in Mitleidenschaft gezogen werden können. Deshalb müssen die Säuren im Körper mittels basischer Mineralien neutralisiert werden. Dies führt zur Leerung der Mineraldepots. Außerdem fallen sehr viele saure Salze als Abfallprodukte an, die ausgeschieden werden müssen, was auch zu sauren Hautausscheidungen führen kann.

Die sich im Stoffwechsel vollziehende Säurebildung ist eine notwendige Ursache für den richtigen Ablauf des biologischen Geschehens. Säuren haben auch wichtige physiologische Aufgaben zu erfüllen, wie die Säuren im arbeitenden Muskel. Die durch die Muskelarbeit entstehende Milch- und Kohlensäure verbreitert die Blutgefäße, durch ihren Reiz verursacht sie auch Schmerzgefühle und dient als Warnsystem im Körper. Kohlensäure reizt ebenso das Atemzentrum.

Der gesunde Körper wird mit der normalen Säureanflutung problemlos fertig. Bei einer ausreichenden Flüssigkeitszufuhr (insbesondere Wasser) wird ein großer Teil über die Nieren ausgeschieden. **Die Abatmung der Kohlensäure und flüchtiger Giftstoffe geschieht über die Lunge und kann durch körperliche Bewegung gefördert werden.** Weiterhin werden Darm und Haut für die Ausscheidung von (sauren) Stoffwechselprodukten herangezogen. Wichtig ist auch die sehr interessante Puffertätigkeit des Blutes.

Der Körper besitzt sehr empfindliche Regulationssysteme, um das Säure-Basen-Verhältnis im Blut, in der Lymphe und in den Geweben konstant zu halten. Neben der Abatmung von Kohlendioxid über die Lunge und die Ausscheidung von Harnsäure durch die Nieren gibt es verschiedene Puffersubstanzen, die die Stöße von Säuren und Basen abfangen. Die besten Puffersysteme nützen jedoch wenig, wenn die Lunge schwach und die Nierenfunktion gestört ist. Dann kann der Körper mit der Säureflut nicht mehr fertig werden.

Mit dem Begriff Übersäuerung ist nicht in erster Linie das Blut gemeint, sondern das Gewebe. Obgleich Blut und Gewebe in regem Austausch stehen, ist der pH-Wert im Gewebe immer niedriger, also saurer, als im Blut. Säurebildende Elemente sind Schwefel, Phosphor, Chlor und Jod. **Insbesondere in eiweißreicher Kost sind die säurebildenden Stoffe Schwefel und Phosphor reichlich zu finden.** Diese zerfallen, werden zu Schwefelsäure und Phosphorsäure und müssen dann neutralisiert und unschädlich gemacht werden.

Basenbildende Elemente sind Natrium, Kalium, Kalzium, Magnesium und Eisen. Ein Nahrungsmittel kann sauer schmecken und doch auf den Stoffwechsel alkalisch wirken, z.B. saure Früchte. Die organischen Säuren werden im Stoffwechsel zu Wasser und Kohlensäure verbrannt, wobei der Basenüberschuss zur Wirkung kommt. Die Frage ist, ob Säuren gänzlich zur Ausscheidung kommen, oder ob der Körper gezwungen ist, die nicht ausgeschiedenen Säuren in Form von Salzen zu deponieren.

Übersteigt die Säure die Kapazität des Organismus, häufen sich allmählich Toxine und Stoffwechsel-Abbauprodukte auch im Darm an. Die beiden säurebildenden Elemente Phosphor und Schwefel werden in der Hauptsache mit dem Überkonsum von Fleisch und Fett zugeführt. Purinstoffe und mit ihnen die Harnsäure können im intermediären Stoffwechsel dann nicht ausreichend basisch entgiftet werden. Zumeist geht mit dem Überkonsum gleichzeitig ein Mangel an Mineralien einher, der durch die Denaturierung und durch das Auskochen der Nahrungsmittel verursacht werden kann.

So wird der Körper gezwungen, durch Mangel an Mineralien die Säuren mit den Mineralien unserer Knochen und Knorpelschichten auszugleichen. Der Körper reagiert mit Notmaßnahmen, die uns in der Regel als Krankheit bewusst werden.

Wenn das Kapillarblut sauer wird, kann es vorkommen, dass Erythrozyten, rote Blutkörperchen, starr und steif werden und sich dann nicht mehr verformen können. Sie können sich dann festklemmen und die Kapillare sperren.

Die Kalziumverluste über die Nieren sind beträchtlich und können Osteoporose begünstigen. Es kommt auch zu einer Demineralisierung und die Zellatmung nimmt infolge reduzierter Sauerstoffzufuhr stetig ab, demzufolge auch die Leistungsfähigkeit und die Widerstandskraft des Organismus. Außerdem schädigt die Säure Organe und Gewebe, indem sie Gewebssubstanzen angreift.

Prof. Hoff kam aufgrund seiner Beobachtungen zu der Folgerung, dass es bei einer sauren Verschiebung des Stoffwechsels auch zu depressiven Verstimmungen kommen kann, während bei mehr basischer Reaktion eine freudigere Stimmungslage herrscht. Die Art der Ernährung ist also nicht nur für die körperliche, sondern auch für die geistige Gesundheit eine Voraussetzung. Die Frage, wieviel Säure wohl der Mensch verträgt, kann nur so beantwortet werden: Es kommt auf die zur Verfügung stehenden Basen an, um die Säureanflutung zu neutralisieren. Bei Mineralmangel, der bei der heutigen „Feuerkost" und den vielen denaturierten Nahrungsmitteln meist gang und gäbe ist, muss sich der Körper die Basen, die zur Neutralisation der Säuren notwendig sind, aus dem Körper selbst holen, meist aus den Knochen, was dann zu empfindlichen Schmerzen und Krankheiten führen kann.

Geben wir dem Körper genügend basische Nahrungsmittel, so können die entstandenen Säuren durch sie unschädlich gemacht werden und der Eiweißstoffwechsel verläuft in normalen Bahnen, d.h. ohne oder nur unter geringer Bildung von schädlichen Abfallstoffen.

Hier bietet sich geradezu unter anderem die Papaya an, denn sie ist in der Lage, basenbildend zu reagieren. Die Papayafrucht entsäuert durch ihre extrem starke Basenwirkung den Organismus. Sie ist eine ausgezeichnete Basenquelle. Dies ist heute bei der Übersäuerung des Blutes ein ganz wichtiger Faktor. Außerdem ist die Papaya auch fähig, den Darm zu reinigen und eine gesunde Darmflora zu unterstützen.

Positive Wirkungen der Papaya auf Gesunde und Kranke

Bringt den Stoffwechsel auf Trab, Vitalisierung, Stärkung und Aufbau der Zellen

Säubert den Körper von Schadstoffen und Schlacken, Neutralisierung von Giften

Anregung von Nerven und Gehirn

Aktivierung der Muskelbildung

bei Darmparasiten, als Wurmmittel

Haltung des Idealgewichts, bei Übergewicht

Reguliert den Säure-Basen-Haushalt, bei Übersäuerung

bei Arterienverkalkung, beugt Osteoporose vor

erhöht die Durchlässigkeit der Kapillaren, bei Krampfadern, als Antibiotika

Verdauungsregelung, bei Verstopfung

Zur Krebsvorsorge, Aktivierung von Makrophagen

Stärkt das Immunsystem und die Schleimhäute, bei Allergien

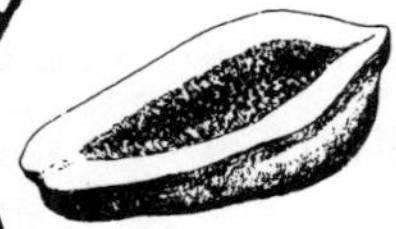

Die medizinischen Eigenschaften der Papaya

Die Aborigines wussten schon vor Jahrhunderten um die Heilkraft der Papaya-Pflanze.

Auch die Buchautorin Halima Neumann berichtete, dass sie allein durch den Konsum von Papaya, Spirulina, Weizengras und Aloe vera ihr schweres Krebsleiden kurieren konnte.

Christian Rätsch schreibt in seinem Buch „Indianische Heilkräuter“ folgendes: „Bischof Diego de Landa, der erste Bischof von Yucatan, schwärmte schon Anfang des 16. Jahrhunderts von der Heilkraft der Papaya. Die Tugenden dieser Pflanze sind wunderbar. Die Früchte isst man, um die Verdauung und die Gallenblase anzuregen; der Saft normalisiert die Tätigkeit des Magens und der Galle und die Arbeit der Leber. Der Milchsaft, der in der Rinde und in den grünen Früchten enthalten ist, heilt sofort die Durchfälle, auch ist er gut, um Asthma zu behandeln und Würmer auszutreiben. Die Samen zu Pulver zerrieben und getrunken stoßen die Bandwürmer aus.“

Dr. Koesel und Dr. Ray sind in ihrer jahrelangen ärztlichen Praxis auf die tumor- und krebsverhütenden Eigenschaften des Papains aufmerksam geworden.

Da bei der Auflösung von Tumorzellen verschiedene Abfallprodukte, sogenannter „Zellmüll“ entstehen kann, der die Abwehrleistung des Immunsystems behindert, kann durch Papayaenzyme, die eiweißspaltende Eigenschaften haben, die Abräumung beschleunigt werden. Außerdem fördert Papaya die Ausschüttung von Zytokinen, sogenannte Immunmodulatoren, durch die das Immunsystem in Alarmbereitschaft und erhöhte Aktivität versetzt werden kann.

Dr. Walker empfiehlt den Papayasaft der reifen Frucht **zur Anregung der Lymphdrüsen und der Milz** und damit zur gesamten Entgiftung, indem Abfälle aus dem Blut gefiltert sowie Zellen und Gewebe regeneriert werden.

Dr. K. R. Krogmann meint: „Im höheren Lebensalter, wenn die Organe allmählich unter Schwierigkeiten arbeiten, wenn eine organische Schwäche oder Verletzung zu anderen gelegentlichen Beschwerden hinzukommt und die Leiden sich gegenseitig verstärken, ist eine Entlastung und Entgiftung des gesamten Organismus mit Hilfe der Papaya von besonderer Bedeutung.“

Nach der indianischen Volksmedizin wurden die Früchte auch häufig bei Entzündungen eingesetzt: z.B. als Speise bei Magen- und Darmentzündungen und als Auflage von Fruchtscheiben, bzw. zerstoßenen Samen auf entzündete und infizierte Hautstellen. Papaya kann also Entzündungen hemmen und auch Gewebsschwellungen beseitigen.

Wie bereits erwähnt, können **durch Mithilfe des Enzyms Papain** im Körper Eiweißstoffe zur essentiellen Aminosäure Arginin umgewandelt werden. Ein hoher Argininspiegel hemmt das Wachstum von Krebszellen, außerdem können überschüssiges Körperfett abgebaut und Bandscheibenbeschwerden gelindert werden.

Mit ihrem Kalziumgehalt bieten sich Papayas für Frauen als Osteoporose-Prophylaxe an und mit ihrem hohen Fruchtzuckeranteil als ideale Gehirnnahrung.

Papaya-Enzyme entschlacken nicht nur, sondern **helfen auch beim Abnehmen** und Halten des Idealgewichts, weil sie Eiweiß schneller abbauen und den Stoffwechsel beschleunigen.

Dr. med. Christiane Lenz erwähnt in ihrem Buch: „Obst und Gemüse als Medizin“ (Südwest-Verlag) auch die Heilwirkungen der Papayas:
„Sie verbessern den Eiweißstatus in allen Körperzellen, sie wirken vitalisierend, machen fit, frisch und stark, sie heilen Eiweißmangelkrankheiten, sie aktivieren die Muskelbildung, kräftigen Herz und Kreislauf, sorgen für die Hormone, für mehr Libido und Lebensfreude, sie stärken das Immunsystem und die Schleimhäute.“

Sie erwähnt auch eine individuelle Kur mit Papayas:
„Eine Woche täglich eine Papaya - und Ihre Körperzellen erhalten über das Blut große Mengen an wertvollem und lebenswichtigem Eiweiß.
So wie der Regen aus einer vertrockneten Landschaft eine blühende Gegend macht, so beleben Papayaenzyme ausgetrocknete Körperzellen.
Sie werden es schon am dritten Morgen in Ihrer Kur bemerken: Sie klettern viel frischer, vitaler, besser gelaunt aus Ihrem Bett als sonst.
Wie Sie die Papayas zubereiten und essen, bleibt ganz Ihrer Phantasie überlassen.“

So sieht die Buchautorin Barbara Simonson die Papaya aus der Sicht der Gesundheitslehre: „Da die Enzyme der Papaya den Stoffwechsel günstig beeinflussen, d.h. die Verdauung unterstützen, werden weniger giftige Substanzen aus unvollständiger Nahrungsverwertung im Darmtrakt produziert. Das hat eine enorm entlastende Wirkung. Es gelangen weniger belastende Stoffe ins Blut, die Leber muss keine „Überstunden" machen und kann den normalen Stoffwechselablauf regulieren.

Wir benötigen auch weniger Energie für die Ausscheidung giftiger Stoffe. Durch die große Arbeitsentlastung des ganzen Körpers haben wir mehr Zeit und Energie für die Reinigung und Regeneration. Unser Körper kann sich so leichter selbst gesund erhalten. Papaya ist in der Lage, uns zu entsäuern, den Darm zu reinigen, eine gesunde Darmflora zu unterstützen, den Stoffwechsel anzukurbeln und unsere Körperzellen zu verjüngen."

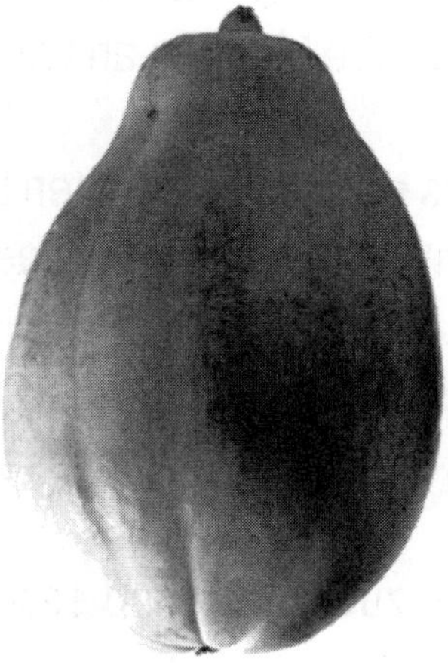

Die Epidemie der Fettleibigkeit

Während so viele Menschen an Hunger sterben, wird in den industrialisierten Ländern von Ärzten von einer „Fettleibigkeits-Epidemie“ gesprochen. Tatsächlich sind in Deutschland 52,7 Prozent aller Männer und 41,3 Prozent aller Frauen übergewichtig bis hin zur Fettsucht (Adipositas) dritten Grades.

Bei jedem zweiten Bundesbürger kann man von Übergewicht sprechen. Und auch vor Kindern machen die Fettpolster nicht halt - etwa jedes 3. Schulkind ist zu dick.

Die meisten Übergewichtigen wollen ihre Pfunde loswerden, **nicht aber ihre Ernährungsgewohnheiten.** Sehr viele sind der Ansicht, dass die Fettleibigkeit durch eine Hormonstörung verursacht sei. Eine Hormonstörung jedoch ist wirklich selten. Nicht einmal 1 Prozent aller Übergewichtigen sind zu dick, weil eine nicht mehr zu regulierende Hormonfehlsteuerung sie dick macht.

Übergewicht bedeutet eine ununterbrochene Mehrbelastung für den Körper. **Keiner sollte deshalb das Übergewichtsproblem auf die leichte Schulter nehmen.** Man schleppt jahraus, jahrein eine Vollpackung an Fett mit sich herum. **Das Herz aber kann auf die Dauer keine ununterbrochene Mehrbelastung aushalten, ohne Schaden zu nehmen.** Das zusätzliche Fettgewebe verlangt ständig mehr Sauerstoff für den Stoffwechsel. Um diese Mehrarbeit leisten zu können, muss das Herz die Zahl seiner Schläge erhöhen, die Blutmenge vergrößern und damit wird der Blutdruck erhöht.

Überernährung fördert die Fettablagerungen, in denen der Organismus gerne Gift ablagert und auf diese Weise unschädlich zu machen sucht. Das Fettgewebe kann in einem übersäuerten und vergifteten Organismus, wie er heute bei einem Großteil der Bevölkerung zu finden ist, **regelrecht zu einem Giftdepot werden.** Darum ist Fettleibigkeit so gefährlich. **Sie kann schwere Erkrankungen wie Arteriosklerose, Arthritis, Diabetes, Krebs und viele andere begünstigen.** Die Fachleute zeigen auf ein fürchterliches Duo: eine zu kalorienreiche Ernährung, reich an Fetten, die verbunden ist mit einem ständigen Mangel an Körperbewegung.

Zu bedenken ist die große Verführung der sogenannten „wahlfreien" Lebensmittel (Chips, Schokoladenriegel, Kekse, Cola-Getränke usw.), die nur den Gaumen befriedigen ohne zu sättigen. Man verschlingt sie unmäßig zumeist während des Fernsehens.

Außerdem ist bei vielen Menschen ein Verlust regelmäßiger Mahlzeiten eingetreten. Jeder lebt seinen Rhythmus; es wird rasch gekocht und oft zwischendurch gegessen.
25 Prozent der befragten Schüler frühstücken nur zweimal in der Woche. So sind sehr viele Menschen schlecht ernährt, sitzen stundenlang vor dem Fernseher oder dem Computer und nehmen auf diese Weise unmerklich immer mehr zu.

Von allen Gefahren für unsere Gesundheit ist das Übergewicht vermutlich die größte Gefahr überhaupt. Übergewicht kann nicht nur den Organismus krank machen, es belastet auch psychisch. So kann zu dem körperlichen Druck, wie er sich im

Übergewicht zeigt, auch noch ein seelischer Druck hinzu kommen.

Ausdruck einer körperlich-seelischen Belastung ist auch der Bluthochdruck. Dieser gehört heute zu einem ernsten Gesundheitsrisiko. Als normalen Blutdruck kann man die Werte zwischen 120/80 und 140/95 ansehen. Was über 160/95 liegt, wird als Hochdruck (Hypertonie) bezeichnet und sollte behandelt werden.

Bei Bluthochdruck ist es natürlich besonders wichtig, auf Diät zu achten und gegen das Übergewicht anzugehen. Übergewicht und Bluthochdruck treten in der Regel zusammen auf.

Als Betroffener sucht man dann seine Hilfe in verschiedensten Diätprogrammen. Doch eigentlich gibt es nur drei verschiedene Diäten: **weniger essen, anders essen, richtiger essen und Papaya einbeziehen.**

Weniger essen bedeutet kalorienreduziert essen. Leider geben dies sehr viele Diätwillige nach kurzer Zeit wieder auf, denn Kalorien zählen ist nicht jedermanns Sache.
Die zweite Möglichkeit ist, anders zu essen, d.h. vor allem in der Zusammensetzung der Nahrung. Doch jede einseitige Diät sollte nicht über längere Zeiträume hinweg zu sich genommen werden. Es müsste eine ausgeglichen Kost sein. **Deshalb ist der dritte Weg der richtige: das Umsteigen auf das *richtige* Essen.** Richtig in der Menge, in der Zusammensetzung und in der Qualität. Hier bietet sich das Waerlandsystem als eine gute Basis und eine dauerhafte Lösung an.

Ein Zuviel an körperlichem Druck (Übergewicht), an körperlich-seelischem Druck (Bluthochdruck) und an seelischem Druck (Stress) führt auf die Dauer unweigerlich zur Krankheit. Nach neuesten Schätzungen verursachen ernährungsbedingte Krankheiten allein in der Bundesrepublik Kosten zwischen 40 und 50 Millionen DM pro Jahr.

Niemand stirbt an Übergewicht, doch es sterben viele Menschen an dessen Folgen. Herz, Leber, Nieren, Bauchspeicheldrüse, Kreislauf, Gliedmaßen, Gelenke, Augen und Gehör, sie alle können aufs schwerste in Mitleidenschaft gezogen werden. Hoher Blutdruck, Fettstoffwechselstörungen, Stoffwechselanomalien, Venenleiden, Herzinsuffizienz können die Folgen sein.

Die aufgeführten Folgen können sich durch eine Gewichtsreduktion, wenn auch nicht in allen Fällen ganz beseitigen, so doch wesentlich bessern lassen. Jeder kann durchaus im Laufe seines Lebens wieder von vorne anfangen. Tut er dies rechtzeitig, muss er für alte Sünden nicht unbedingt büßen. Gerade die Papaya fördert den Abbau überflüssiger Pfunde. Papaya-Enzyme entschlacken nicht nur, sondern helfen auch abnehmen, da sie Eiweiß schneller abbauen und den Stoffwechsel beschleunigen.

Bei der Fettsucht handelt es sich, nach Dr. Bruker, in der Tat um eine Krankheit des Stoffwechsels; z.B. kann **durch Mangel an bestimmten Wirkstoffen** der Abbau der Kohlenhydrate und Fette bis zur Kohlensäure und Wasser nicht erfolgen, sondern die Nahrung wird in Fett verwandelt und deponiert.

Sehr oft liegt also der Stoffwechselstörung ein Mangel an Vitalstoffen zugrunde, indirekt bedingt durch die isolierten Kohlenhydrate (Feinmehl, Fabrikzucker usw.). Gerade der Mangel an Vitamin B wirkt sich hier gravierend aus. Hier sei daran erinnert, dass Papaya den gesamten Vitamin B-Komplex enthält.

Es handelt sich nicht um eine Überernährungserscheinung, sondern um eine Mangelerscheinung. Nicht die Einschränkung von Fett bringt die Lösung, sondern die Aufnahme von richtigem Fett. Die Zufuhr vollwertiger Lebensmittel kann für die Übergewichtigen den Umschwung bringen. Es geht also darum, die Stoffwechsellage zu normalisieren.

Wichtig ist, dem Körper genügend Vitamine und Mineralstoffe zuzuführen, denn insbesondere Vitamin C lockt träge Fettmassen aus den Lagerstätten und sorgt für eine Energiewende. Vitamin C gehört zu den fleißigsten Helfern der Fettverbrennung. Da gerade die Papaya nicht nur ein hochwertiger Vitamin C-Träger ist, sondern zusätzlich über eine Vielzahl an Vitaminen, Mineralien und Enzymen verfügt, kann sie in dieser Hinsicht in das Stoffwechselgeschehen eingreifen und zugleich Mangelerscheinungen ausgleichen.

Gerade Magnesium ist wichtig, denn ohne Magnesium können die Fettpolster nur schwer weichen. Magnesium ist Impulsgeber für viele Enzyme; ebenso auch die essentielle Aminosäure Methionin.
Zu bevorzugen ist eine Ernährung mit überwiegendem Rohkostanteil. Dazu sollten aber tägliche Bewegungs- und Atemübungen an der frischen Luft mit eingeplant werden.

Samen (Kerne) und Blätter der Papaya

Rüdiger Oliver Schlegel berichtet, dass der Australier Frank Sheldon 1962 mit einer Selbsthilfe-Kur auf der Basis der Eingeborenen-Rezepte seinen rapide wachsenden Lungenkrebs besiegte. Er kochte Papaya-Blätter in einem Topf, ließ diese 2 Stunden lang ziehen und trank anschließend dreimal täglich 200 Milliliter des nicht sehr schmackhaften Gebräus. Nach 8 Wochen der regelmäßigen Papaya-Tee-Kur waren sämtliche Krebswucherungen verschwunden.

Dr. Rob Hitchins, der Präsident der „Australischen Mediziner Vereinigung“ bekannte, dass ihn die Naturheilkur gegen Krebs nicht überrasche, da die Papaya doch über Jahre hinweg schon von Forschern in Nord- und Südamerika als eines der verheißungsvollsten Krebsmittel beschrieben worden sei.

In den **Papaya-Kernen** ist besonders viel Papain vorhanden. Außerdem enthalten sie auch viele wichtige Nähr- und Ballaststoffe, z.B. auch Senfölglykoside, ein wichtiger Faktor, damit Fäulnis- und Gärungsprozessen, Pilzen und keimenden Sporen von Parasiten der Nährboden entzogen wird. Die Kerne wirken auch entsäuernd und sind Fettverbrenner ersten Grades. Sie können als Gewürz verwendet werden, sollten aber nicht gekocht werden, damit die wichtigen Bausteine erhalten bleiben. 2 bis 3 Kerne nach den Mahlzeiten können gekaut werden, was auch Mundgeruch beseitigen soll.

Als Wurmkur wird empfohlen, auf nüchternen Magen 20 Papayakerne zu kauen und mit Wasser hinunterzuschlucken.

Man kann auch Papayasamen keimen lassen und nach ca. 5 Wochen das grüne Kraut der Sprossen, z.B. kleingeschnitten, im Salat essen.

Das Papaya-Kraut ist eine 100%ige Nahrungsergänzung. Dafür werden die grünen Früchte, in denen die Enzyme, Mineral- und Ballaststoffe besonders reichlich vorhanden sind, geerntet, schonend geschnetzelt und in der tropischen Sonne behutsam getrocknet. Das Kraut entsäuert den Organismus und spaltet Eiweißablagerungen in kleinste Bausteine auf. Auf diese Weise werden auch Ablagerungen von Rückständen im Verdauungstrakt und im Gewebe auf natürliche Weise abgespalten. Das Kraut kann (2-3 Esslöffel) zwischen den Mahlzeiten genommen werden. Doch dazu sollte viel Flüssigkeit getrunken werden.

Der ungewöhnlich hohe Wirkstoffgehalt der grünen Frucht schützt nicht nur die Pflanze selbst vor Krankheits- und Schädlingsbefall, sondern unterstützt sehr wirkungsvoll wichtige Reinigungs- und Entschlackungsvorgänge im menschlichen Körper.

Professor Chung-Shih Tang berichtet, dass in den Blättern und Samen der Pflanze ein Haupt-Alkaloid Carpain enthalten ist, dem von vielen Autoren eine Anti-Krebs-Wirkung, z.B. bei Blutkrebs, zugeschrieben wird.

Dr. Ulrike Horak aus W. berichtet: „Bei meiner Krebserkrankung ist es einem Absud aus Papayaschalen (neben chinesischer Medizin) zu verdanken, dass die Metastasen begonnen haben, zurückzugehen und ich seit Anfang Jänner wieder arbeiten kann. Ich esse jeden Tag als Frühstück mit der Schale pürierte Papaya (oft auch mit einigen Kernen), vermischt mit anderem Obst und mittags wieder zumindest eine halbe Papaya. Außerdem trinke ich täglich einen Absud aus (möglichst grünen) Papayaschalen sowie ein Papaya-Fertigpräparat. Nach fünf Jahren leben mit Krebs hat sich mein Zustand erstmalig wirklich verbessert. Jetzt wo ich mich weitgehend selbst therapiere, passt es auf einmal."

Neuerdings wird auch Papaya-Kosmetik angeboten. Es gibt bereits einige Papaya Kosmetik-Produkte, vom Shampoo über die Peelingmaske bis zur Creme. Das Enzym Papain soll abgestorbene Hautschichten aufweichen und auflösen, ohne die gesunde Haut anzugreifen.

Die regenerierende Wirkung der Papaya nutzt man auch für Zahnpasta. So lassen sich Entzündungen heilen, die durch stekkengebliebene Nahrungsreste verursacht werden.

Natürlich trägt das Verzehren von Papayafrüchten oder Papayasaft eventuell kombiniert mit Ananas auch zu einer Schönheitskur von innen bei, so kann auch innere Kosmetik wirksam betrieben werden.

Wir könnten mindestens einmal im Jahr eine Papaya-Kur machen und täglich ein oder zwei Papayas mitsamt den Samen essen. Als Alternative bieten sich natürlich auch Papayasäfte an. Durch frisch gepresste Papayasäfte erhalten wir so die

Nährstoffe in konzentrierter Form. Papayasäfte schmecken köstlich, sie vertragen sich auch ausgezeichnet mit dem Saft tropischer und einheimischer Früchte wie Ananas, Grapefruit, Mango, (Blut)Orangen, Birnen, Äpfeln und Pfirsichen. Papayasaft kann bis zu 12 Stunden aufbewahrt und beispielsweise in einer Thermoskanne ins Büro oder in die Schule mitgenommen werden.

Zusammenfassend kann gesagt werden:

Die Papayafrucht als sehr mineral-, vitamin- und enzymhaltiges Lebensmittel wirkt regulierend und ausgleichend, insbesondere im Stoffwechselbereich, der für unsere Energieversorgung und Gesundheitserhaltung ausschlaggebend ist. Ihr hoher Vitamingehalt greift in den Energiestoffwechsel ein und ist ganz wichtig auch für unser Immun-und Hormonsystem und ebenso für die Stabilität unserer Blutgefäße und unseres Bindegewebes. Da bei einer Vielzahl von Menschen heute ein Vitamin-B-Mangel vorhanden ist, ist es ein großer Gewinn, dass fast der gesamte Vitamin-B Komplex in der Papayafrucht enthalten ist. Die B-Vitamine sind im Stoffwechsel und für die Zellerneuerung unentbehrlich, sind aber auch Nervenvitamine und tragen damit wesentlich zur psychischen Stabilität bei. Die Papaya fördert auch den Abbau überflüssiger Pfunde und verjüngt unsere Körperzellen. Sie macht unser Blut dünnflüssig, baut Giftstoffe ab und kurbelt unseren Kreislauf an. So haben die Indios nicht zuviel erhofft, wenn sie sagten, dass die Papaya eine Frucht sei vom Baum der Gesundheit oder wie Vasco da Gama sagte „vom goldenen Baum des Lebens“.

Papaya Carica „einfach besser drauf“

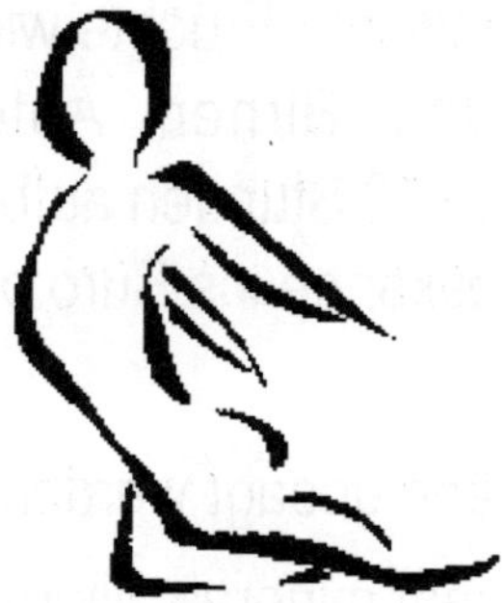

Papaya vitalisiert die Zellen, der Stoffwechsel wird angeregt. Nerven und Gehirn und Geist werden aktiviert, Verstimmungen lösen sich.

Etwa 80 Prozent aller gesundheitlichen Probleme haben als Ursache einen Mangel an lebenswichtigen Vital- und Mikronährstoffen. Besonders reich sind Papayas an Antioxidantien, die als Zellschutz gegen zellzerstörende freie Radikale wirken.

Der reine Saft und die Auszüge der Samen und Schalen der wilden Bergpapaya führen dem menschlichen Körper lebenswichtige Enzyme, Vitamine und Mineralien zu.

Glücklicherweise stehen Papayas uns heute nicht nur als Früchte, sondern auch in bequemen Zubereitungen wie Saftkonzentraten und Extrakten mit der vollen Kraft der Frucht zur Verfügung. Papaya-Carica-Säfte sind eine ideale Möglichkeit, die vollen Kräfte der Papaya zu nutzen.

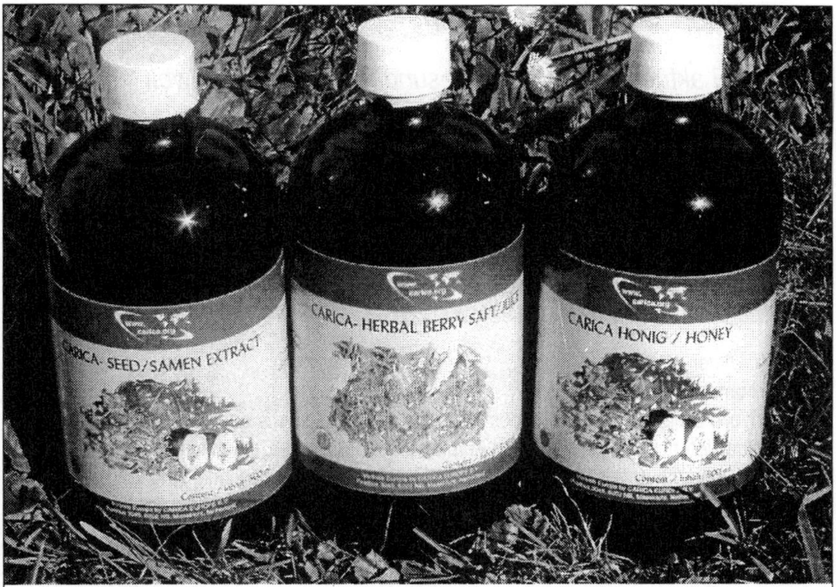

Papaya - Carica - Säfte

Carica Seed ist ein vitalstoffreiches Lebensmittel, ein Extrakt aus der ganzen Papaya-Frucht, aus Papaya-Samen und wildem Berghonig.

Carica Honey ist ein vitalstoffreiches Lebensmittel, extrahiert aus der fermentierten wilden Papayafrucht mit wildem Berghonig und Fruchtzucker.

Carica Herbal Berry-Saft ist ein vitalstoffreiches Lebensmittel, extrahiert aus wilden Beeren, wilden Papaya-Früchten und wildem Berghonig.

Die Papaya-Säfte sind ein Geschenk für ein gesundes Leben.

Im gleichen Verlag erschienen:

Bücher zu aktuellen Themen: Gesundheit - Natur - Umwelt

Günter A. Ulmer
Ernährung mit Vernunft
Dieses Buch erschließt interessante Zusammenhänge einer gesunden, vollwertigen Ernährung und des Stoffwechsels. Es zeigt den Weg zu einem verantwortungsbewussten Denken und Handeln, das auch die Ernährungsbedürfnisse aller Menschen mit einschließt.
Mit 100 einfachen, erprobten Rezepten der Vollwertküche.
208 Seiten, 29 Abbildungen, ISBN 3-924191-12-3

Günter A. Ulmer
Kindgerechte Ernährung
Eine sinnvolle Ernährung ist bei Kindern während des Wachstums ganz besonders wichtig. Die Lebensmittel liefern wichtige Nähr- und Aufbaustoffe, die für die Entwicklung des menschlichen Organismus und die Aufrechterhaltung seiner Körperfunktionen notwendig sind. In diesem Buch wird den Problemen nachgegangen. Es werden Möglichkeiten und Hilfen gezeigt, um diese Defizite überwinden zu können.
128 Seiten, 13 Grafiken, ISBN 3-932346-00-9

Günter A. Ulmer
Gesundheitswunder Chlorophyll
Es wäre für viele Menschen sehr nützlich, zu wissen, welch ein Gesundheitswunder uns die Natur im Chlorophyll geschenkt hat. Die allgemeine Anwendung chlorophyllhaltiger Produkte wie Blaugrüne Algen, Grünalgen, Meeresalgen, Weizengrassaft, Grüner Gerstengras-Extrakt, Keimlinge und Sprossen und der vermehrte Verzehr von blattgrüner Rohkost würde nicht nur eine Revolution in der Ernährung auslösen, sondern auch eine unglaubliche Verbesserung in der Volksgesundheit bedeuten.
80 Seiten, 13 Grafiken, ISBN 3-924191-99-9

Günter A. Ulmer
Lebensenergie und Gesundheit
Wir sollten lernen, die uns zur Verfügung stehende Energie zu nutzen und alle Fehler der Lebens- und Ernährungsweise konsequent auszuschalten. Nur so können wir das energetische Gleichgewicht wahren.
112 Seiten, 22 Abbildungen, ISBN 3-924191-70-0

Günter A. Ulmer
Die sanfte Magnetfeld-Therapie
Die Magnetfeld-Therapie ist eine sinnvolle Gesundheitsvorsorge. Sie kann von Jugend an bis ins hohe Alter ein natürliches Wohlbefinden verschaffen. Die Gesundheit stabilisiert sich und die Leistungsfähigkeit nimmt zu.
80 Seiten, 26 Abbildungen, ISBN 3-932346-25-4

Günter A. Ulmer
Dein Weg zur Lebenskraft und Lebensfreude
Dieses Buch ist ein einfühlsamer Wegweiser zu den Quellen des Lebens. Es gibt Kraft und Zuversicht, damit jeder seinen Weg ruhig und gelassen gehen kann. Es will dazu anregen, den Blick zu erweitern und Brücken zu bauen, um das Glück empfinden zu können.
84 Seiten, 10 Farbaufnahmen, ISBN 3-924191-87-5

Günter A. Ulmer
Der Apfel als Quelle der Gesundheit
Der Apfel reduziert das Körpergewicht, reguliert den Stoffwechsel, senkt den Cholesterinspiegel, saniert den Darm, bindet Schadstoffe, beugt dem Herzinfarkt vor und hat einen positiven Einfluss auf die Haut und auf das Gemüt.
80 Seiten, 13 Abbildungen, ISBN 3-924191-60-3

Günter A. Ulmer
Ein Geschenk der Natur - Produkte der Bienen
Die Bienen erzeugen nicht nur Honig, der neben seinen gesundheitlichen Vorzügen auch ganz wertvolle medizinische Wirkungen und Eigenschaften besitzt, sondern auch Blütenpollen. Diese verhelfen uns zu einem Höchstmaß an Energie, stärken unser Immunsystem und wirken Allergien entgegen. Auch Propolis, das Kittharz der Bäume, ist ein ganz vorzügliches, natürliches Antibiotikum. Der vitaminreiche Königinnen-Muttersaft, Gelée royal, wirkt innerlich und äußerlich als Jungbrunnen und hat darüber hinaus heilende Wirkung.
80 Seiten, 20 Abbildungen, ISBN 3-924191-89-1

Günter A. Ulmer
Die besonderen Heilkräfte von Hafer und Hirse
Hafer und Hirse zeichnen sich durch ihren Reichtum an Vitaminen, Mineralien, Faserstoffen und Spurenelementen aus. Kranke, mit Schädigungen der Knorpelgelenke und Arthrosen, haben durch Einnahme von Hirseflocken Hilfe erfahren.
64 Seiten, 13 Grafiken, ISBN 3-924191-46-8

Günter A. Ulmer
Bio-Regulatoren - Schwarzkümmelöl, Hagebuttenkernöl
Schwarzkümmel als Nahrungsergänzung zielt darauf ab, die Körperabläufe günstig zu steuern, zu aktivieren und positiv zu beeinflussen. Es soll auch bei Verdauungsstörungen, Blähungen, Durchfällen und Störungen des Galleflusses, bei Allergien, Neurodermitis, Asthma bronchiale und Akne helfen.
Dem Hagebuttenkernöl kommt eine ganz bedeutende Wirkung zu, insbesondere als Hautfunktionsöl, da dies die Schutzwirkung und die Ausscheidungsfunktion der Haut von innen und von außen unterstützen kann.
64 Seiten, 15 Abbildungen, ISBN 3-932346-19-X

Günter A. Ulmer
Das Vitamin, das die Gesundheit organisiert: Vitamin C und Coenzym Q 10
In diesem Buch wird das Vitamin C ausführlich beschrieben. Es ist wohl das bekannteste aller Vitamine, denn es spielt im gesamten organischen Leben eine ganz wichtige Rolle. Auch das Coenzym Q 10 ist maßgeblich beteiligt an der Zellatmung und könnte als Zündfunke des Lebens bezeichnet werden. Es hat eine Schlüsselstellung bei der Energiegewinnung in den Zellen. Der Mensch ist so gesund wie seine Zellen.
48 Seiten, 8 Abbildungen, ISBN 3-932346-13-0

Bertrand Heidelberger
Das Sieben-Kräuter-Erbe
Das Ergebnis einer über 5Ojährigen Erfahrung auf dem Gebiet der Naturheilkunde hat Bertrand Heidelberger als Vermächtnis der Nachwelt zur Verfügung gestellt. Er beobachtete, dass sich die Krankheiten schon von Jugend an auf verschiedenste Art entwickeln und erkannte, dass zu viel und zäher Schleim Auslöser mancher Krankheiten sei. In erster Linie sei es die Entwicklung des Schleims, welcher bei der Aufnahme der Nahrung den Magen und die Nieren zuerst verunreinige und dann nach und nach alle inneren Organe in Mitleidenschaft ziehe.
Durch die tägliche Einnahme seines speziellen Kräuter-Pulvers konnte er sich bis ins hohe Alter gesund erhalten.
48 Seiten, 7 Abbildungen, ISBN 3-932346-08-4

Günter A. Ulmer
Gesund und schön durch Heilerde
Ein uraltes Naturheilmittel, mit wertvollen Wirkstoffen und Anwendungsmöglichkeiten zur Anregung der Selbstheilkräfte des Körpers, für Stoffwechselregulierung, Stärkung des Immunsystems und Vermeidung von Allergien.
80 Seiten, 14 Abbildungen, ISBN 3-924191-51-4

Günter A. Ulmer
Deine Wirbelsäule - Dein Schicksal
Etwa 20 Millionen Deutsche leiden an chronischen Kreuz- oder Gelenkschmerzen beziehungsweise an mehr oder weniger schmerzhaften Beschwerden der Wirbelsäule.
Dieses Buch will wirksame Anleitungen geben und aufklären, damit Schmerzen verhindert oder gelindert werden können. Vor allem können Übungen helfen, dass beginnende Schmerzen sich nicht zu ernsthaften Problemen weiterentwickeln.
128 Seiten, 63 Abbildungen, ISBN 3-932346-20-3

Günter A. Ulmer
Krank durch Wellen- und Elektrosmog?
Wie groß ist die unsichtbare Gefahr?
Die biologischen Auswirkungen elektromagnetischer Strahlungen auf Körper, Nerven, Hormon- und Immunsystem.
80 Seiten, 16 Abbildungen, ISBN 3-924191-73-5

Fordern Sie bitte den Gesamtprospekt an. Diese Bücher sind im Buchhandel erhältlich.